EL LIBRO DE COCINA COMPLETO PARA PREPARAR SOPA EN ESPAÑOL/ THE FULL KITCHEN BOOK TO PREPARE SOUP IN SPANISH

Tabla de Contenido

El siguiente libro se reproduce a continuación con el objetivo de proporcionar información lo más precisa y confiable posible. En cualquier caso, la compra de este libro puede considerarse como un consentimiento al hecho de que tanto el editor como el autor de este libro no son expertos en los temas tratados y que las recomendaciones o sugerencias que se hacen en este documento son solo para fines de entretenimiento. Los profesionales deben ser consultados según sea necesario antes de emprender cualquiera de las acciones aquí mencionadas.

Esta declaración se considera justa y válida tanto por Colegio de Abogados de América como por el Comité de la Asociación de Editores y es legalmente vinculante en todos los Estados Unidos. Además, la transmisión, duplicación o reproducción de cualquiera de los siguientes trabajos, incluida información específica, se considerará un acto ilegal independientemente de si se realiza de forma electrónica o impresa. Esto se extiende a la creación de una copia secundaria o terciaria del trabajo o una copia grabada y solo se permite con el consentimiento expreso por escrito del Editor. Todos los derechos adicionales reservados.

La información en las siguientes páginas se considera, en términos generales, como una descripción veraz y precisa de los hechos y, como tal, cualquier falta de atención, uso o mal uso de la información en cuestión por parte del lector hará que las acciones resultantes sean únicamente de su competencia. No hay escenarios en los que el editor o el autor original de este trabajo puedan ser considerados responsables de cualquier dificultad o daño que pueda ocurrirles después de realizar la información aquí descrita.

Además, la información en las siguientes páginas está destinada únicamente a fines informativos y, por lo tanto, debe considerarse como universal. Como corresponde a su naturaleza, se presenta sin garantía con respecto a su validez prolongada o calidad provisional. Las marcas comerciales que se mencionan se realizan sin consentimiento por escrito y de ninguna manera pueden considerarse un respaldo del titular de la marca comercial.

Introducción

Quiero agradecerle por comprar *El Libro de Cocina Completo para Preparar Sopa.*

Cuando se trata de cuidar nuestra salud, puede ser abrumador con los cientos de miles de recetas que existen; ¿Cuáles son las mejores para nosotros? ¿Cuáles toman poco tiempo para hacer? ¿Cuáles tienen los mejores y más fáciles ingredientes?

Afortunadamente, ¡está a solo un libro de cocina de poder preparar una variedad de sopas en una gran cantidad de máquinas en tu propia cocina! Puede ser el maestro del tiempo con su olla de cocción lenta, olla instantánea o una buena estufa a la antigua. No importa el tiempo, la energía o los ingredientes que tenga, este libro tiene una receta de sopa adecuada para sus necesidades aquí y ahora.

Este libro de cocina de sopa específicamente está lleno de una variedad de sopas, desde abundantes y carnosas hasta refrigeradas, y tan simple de hacer. Ya sea que esté buscando aprovechar al máximo su tiempo al preparar comidas, perder peso o simplemente sentirse mejor físicamente, ¡todas estas sopas lo ayudarán a hacer eso!

Si bien hay una gran cantidad de libros de recetas relacionadas con la sopa en el mercado hoy en día, no hay ninguno como este, por lo que quiero agradecerle nuevamente por elegir este. Se hizo todo lo posible para garantizar que esté lleno de tanta información útil como sea posible, ¡por favor disfrute!

Sopa de Vegetales

Sopa de Coliflor Cargada

Qué hay dentro:

- ½ taza de leche
- 1 taza de queso cheddar picado rallado
- 3 tazas de caldo de pollo
- 1 cucharadita de sal
- 1 cabeza de coliflor
- 2 cucharadas de mantequilla
- ½ cebolla picada
- 4 onzas de queso crema
- 1 cucharadita de ajo en polvo

Cubierta:

- Cebollas verdes
- 8-10 tiras de tocino
- Crema agria
- Queso cheddar rallado

Cómo se hace:

1. Pele la cebolla y córtela en trozos.
2. Cortar las hojas de coliflor en trozos.
3. Presione SALTEAR en la olla instantánea. Derrita la mantequilla y vierta la cebolla, salteando 2-3 minutos.
4. Agregue coliflor, sal, ajo en polvo y caldo de pollo.

5. Bloquee la tapa y presione MANUAL. Cocine en ALTO 5 minutos.

6. Realizar liberación rápida.

7. Mientras se hace la sopa, cocine tocino.

8. Verifique si la coliflor está tierna. Luego presione MANTENER CALIENTE en la olla.

9. Con una licuadora de inmersión, haga puré de sopa. Agregue más caldo para ajustar el grosor si lo desea.

10. Vierta el queso crema y el queso rallado, revolviendo para combinar.

11. Luego agregue la mitad y la mitad, y sazone con pimienta y sal para lograr el sabor deseado.

12. Sirva la sopa caliente junto con cebolla verde, tocino desmenuzado, crema agria y queso rallado.

Sopa de Pimientos sin Relleno

Qué hay dentro:

- 2 tazas/500ml de agua
- 1 libra de carne molida
- 2 cucharaditas /10ml de condimento italiano
- 2 cucharadas/ 30ml de aminoácidos de coco
- 2 latas de 10 onzas Rotel
- 8 onzas de salsa de tomate en lata - sin azúcar agregada
- 2 dientes de ajo machacados
- 1 taza/ 250 ml de cebolla picada
- 1 pieza de cada pimiento:

  - Amarillo
  - rojo
  - Verde
  - naranja

Cómo se hace:

1. Mezcle todos los componentes de la receta.
2. Vierta la mezcla en la olla de cocción lenta.
3. Establecer para cocinar a fuego lento de 6 a 8 horas.

Sopa de Brócoli y Queso

Qué hay dentro:

- ☒ 1 cucharadita de pimienta y sal
- ☒ 1 taza de zanahorias ralladas
- ☒ ¼ cucharadita de ajo en polvo
- ☒ 1 manojo de brócoli
- ☒ 1 taza de crema espesa
- ☒ 4 tazas de caldo de pollo
- ☒ 1 cucharada de cebolla en polvo
- ☒ 2 tazas de queso cheddar rallado

Cómo se hace:

1. Gire la olla instantánea a saltear.
2. Coloque la mantequilla en una olla y derrita.
3. Vierta pimienta, sal, cebolla en polvo, ajo en polvo, caldo de pollo, zanahorias y brócoli en la olla instantánea. Establecer para cocinar en ALTA durante 5 minutos.
4. Realizar liberación rápida.
5. Mezcle la crema espesa y el queso cheddar.

Sopa de Calabaza

Qué hay dentro:

- ½ taza de leche de coco sin azúcar
- Una pizca de nuez moscada
- Una pizca de canela
- Una pizca de pimienta
- 1 cebolla picada
- 1 ramita de salvia
- 1 calabaza moscada
- 1 manzana verde
- Una pizca de pimienta de cayena
- 1 zanahoria
- 2 dientes de ajo picados / pelados
- 2 tazas de caldo de verduras
- ½ cucharadita de sal

Cómo se hace:

1. Corte la calabaza, las zanahorias y la manzana.
2. Vierta el caldo de verduras en la olla junto con nuez moscada, canela, pimienta, sal, cebolla, salvia, calabaza, manzana, zanahoria y ajo.
3. Poner a calentar a temperatura baja de 6 a 8 horas o calentar de 3 a 4 horas a temperatura alta. La calabaza debe estar tierna.
4. Retire la salvia y agregue la leche de coco.
5. Con una licuadora de inmersión, haga puré de sopa hasta que esté suave. Sazone con cayena, pimienta y sal si es necesario para lograr el sabor deseado.

Estofado de Ternera y Vegetales de Otoño

Qué hay dentro:

- 1 cucharadita de polvo de cúrcuma
- 4-5 calabacines
- 1 colinabo
- 1 ½ cucharadita de sal
- 2 palitos de canela
- 1 cucharadita de semillas de cilantro
- 1 cucharadita de jengibre
- 1 cucharada de pimentón
- 2 cucharadas de comino
- 1 taza de caldo de verduras
- Lata de 14 onzas de tomates picados
- 4 dientes de ajo
- 1 cucharadita de chile en polvo
- 1 cebolla blanca
- ½ taza de mantequilla clarificada
- 2 hojas de laurel
- 3 ½ libras de filetes de estofado deshuesados

Cómo se hace:

1. Gire la olla eléctrica a lo alto.
2. Aplique filetes y sazone con pimienta y sal.
3. Coloque los filetes en una sartén con ¼ de taza de mantequilla clarificada. hasta que se dore ligeramente. Colocar en la olla de cocción lenta.
4. Pelar y picar el ajo y la cebolla. Poner en una sartén con la manteca que quede, saltear hasta que esté fragante.

5. Agregue la cúrcuma, el cilantro, el chile en polvo, el jengibre, el comino, el caldo, el pimentón y los tomates a la olla. Luego agregue las hojas de laurel y los palitos de canela.

6. Preparado para cocinar a temperatura alta 3 horas.

7. Empuja la carne a un lado de la olla.

8. Pela y corta el colinabo y agréguelo a la olla.

9. Agregue el colinabo al otro lado. Cocine otros 60 minutos.

10. Corta el calabacín en cuadros. Agregue el calabacín al mismo lado que el colinabo y mezcle bien para combinar con los jugos de cocción.

11. Deseche las hojas de laurel y los palitos de canela.

12. Cocine otras 2 horas. Una vez que el calabacín y el colinabo estén tiernos al tacto de un tenedor, ¡el guiso estará listo!

Estofado de Col

Qué hay dentro:

- ☒ Lata de 8 onzas de salsa de tomate
- ☒ Lata de 8 onzas de tomates enteros
- ☒ 5 tallos de apio en rodajas
- ☒ 8 onzas de repollo rallado
- ☒ 2 hojas de laurel
- ☒ ¼ cucharadita/1.25ml Pimienta
- ☒ 1 cucharadita/ 5ml de condimento griego
- ☒ 2 cebollas picadas
- ☒ 1 1/3 tazas de /75 ml de caldo de pollo caliente
- ☒ 1 cubito de caldo de res
- ☒ 2 libras de estofado de carne de res

Cómo se hace:

1. En una sartén, dore la carne guisada 5 minutos. Escurrir la grasa.
2. Revuelva el cubito de caldo de res hasta que se disuelva.
3. Agregue hojas de laurel, pimienta, condimento griego y cebolla a la mezcla de caldo.
4. Agregue la carne guisada y la mezcla de caldo a la olla. Revuelva bien para combinar.
5. Configure para cocinar a temperatura baja durante 7 horas o para cocinar de 4,5 a 5 horas a temperatura alta.
6. Agregue el repollo.
7. Añada hojas de laurel antes de servir estofado

Sopa Francesa de Cebolla

Qué hay dentro:

- 6 cucharadas de queso parmesano
- ½ taza de queso Emmental rallado
- 2 cucharadas de azúcar moreno
- ¾ taza de queso Gruyere rallado
- 8 rebanadas de pan francés
- 1 hoja de laurel
- 4 ramitas de tomillo
- 3 cucharadas mantequilla
- 1/3 tazas de jerez seco
- 1 diente de ajo picado
- 1 salsa cucharada de Worcestershire
- 64 onzas de caldo de res
- 3 cebollas blancas en rodajas

Cómo se hace:

1. Caliente las cebollas con azúcar morena y mantequilla en una sartén 20 minutos hasta que se caramelice.
2. Una vez dorado, vierta en su olla y vierta los componentes restantes de la receta, menos los quesos.
3. Poner a calentar a temperatura baja durante 6-8 horas.
4. Saque y deseche la hoja de laurel. Coloque la mezcla en tazones. Cubra con rebanadas de pan y queso.
5. Ase a la parrilla 2-3 minutos hasta que el queso se derrita y el pan esté crujiente.

Sopa de Papas

Qué hay dentro:

- ☒ 1 cucharadita de sal
- ☒ 12 onzas de leche evaporada
- ☒ 1/3 tazas de harina para todo uso
- ☒ 3 cucharadas de grasa de tocino
- ☒ 1 cebolla picada
- ☒ ½ taza de yogurt griego
- ☒ 2 libras de papas Yukon
- ☒ 3-4 tazas de caldo de pollo
- ☒ 1 taza de queso cheddar rallado
- ☒ 6 rebanadas de tocino calentado / cortado en cubitos
- ☒ ½ cucharadita de pimienta

Cómo se hace:

1. Coloque la cebolla, las papas, 3 tazas de caldo de pollo y el tocino en su olla. Combine bien. Ponga a calentar a fuego lento de 6 a 8 horas o ponga a calentar para cocinar de 3 a 4 horas a fuego lento hasta que las papas se ablanden.

2. Una vez que la sopa esté lista para comer, derrita la mantequilla y mezcle la harina, revolviendo durante 1 minuto. Vierta gradualmente la leche evaporada hasta que la mezcla se vuelva suave. Llevar a fuego lento y dejar calentar hasta que espese mucho.

3. Vierta la mezcla de leche en la olla. Luego mezcle yogurt, queso, pimienta y sal.

4. Para una sopa más espesa, triture un poco las papas. Si le gusta una sopa más delgada, agregue 1-2 tazas de caldo

caliente. Use pimienta y sal para alcanzar el sabor deseado.

5. Servir con ingredientes de elección.

Guiso de Verduras de Raíz

Qué hay dentro:

- ½ cucharadita de sal
- 1 cucharadita de jengibre
- 1 diente de ajo picado
- ¼ taza de aminoácidos de coco
- ¼ taza de vinagre de manzana
- 1 batata picada
- 1 cebolla picada
- ½ libra de chirivías picadas
- ½ libra de zanahorias picadas
- 1 libra de carne picada

Cómo se hace:

1. Vierta todos los componentes de la receta en una olla y revuelva para incorporar completamente.
2. Ponga la olla a fuego alto durante 3 horas. ¡Y a Disfrutar!

Sopa de Batata, Pollo y Quinoa

Qué hay dentro:

- 5 tazas de caldo de pollo
- 1 paquete de mezcla de condimento de chile
- 1 cucharadita de ajo picado
- 14.25 onzas de tomates pequeños cortados en cubitos
- 15.25 onzas de frijoles negros
- 2 libras de batatas
- 1 taza de quinoa
- 1 ½ libra de pechugas de pollo deshuesadas y sin piel

Cómo se hace:

1. Engrase la olla de cocción lenta. Recorte la grasa de las pechugas de pollo y colóquelas en la olla.
2. Enjuague la quinoa y agregue a la olla con pollo.
3. Deseche las pieles de las papas y córtelas en trozos. Agregue papas a la olla.
4. Escurra los frijoles negros y luego enjuáguelos. Agregue a la olla junto con la lata de tomates.
5. Ajuste la olla para que cocine a temperatura alta de 3 a 5 horas.
6. Triture el pollo con tenedores y mezcle bien la mezcla para incorporar todos los ingredientes.
7. Sazone con pimienta y sal si es necesario y adorne con perejil.

Sopa de Guisantes y Lechuga

Qué hay dentro:

- ½ taza de suero de leche
- 3 cucharadas de estragón
- 2 lechugas romanas picadas
- Guisantes dulces de 1 libra
- 2 papas peladas Yukon Gold
- 8 tazas de caldo de pollo
- ¼ taza de mantequilla
- 2 puerros en rodajas

Cómo se hace:

1. Cocine los puerros en mantequilla hasta que estén tiernos.
2. Vierta el caldo de pollo y las papas y cocine a fuego lento hasta que estén tiernos.
3. Agregue las lechugas romanas y los guisantes, cocinando a fuego lento hasta que estén de color verde brillante.
4. Haga puré la mezcla en lotes con estragón hasta obtener una textura suave y luego cuele.
5. Mezcle el suero de mantequilla y sazone con pimienta y sal.

Sopas y Guisos Carnosos

Estofado de Carne Balsámica con Miel

Qué hay dentro:

- 1 cucharada de salsa Worcestershire
- 2 cucharadas de maicena
- ¼ cucharadita de pimienta
- 1 cucharadita de sal sazonadora
- 1/3 tazas de miel líquida
- 1/3 tazas de vinagre balsámico
- ¼ taza de caldo de res bajo en sodio
- 2 cucharadas de pasta de tomate
- ½ cebolla picada
- 2 zanahorias peladas / picadas
- 1 apio picado
- 1 libra de carne guisada
- 2 cucharaditas ajo molido
- 1 libra de papas pequeñas

Cómo se hace:

1. Vierta las cebollas, las zanahorias, el apio, la carne de res y las papas en una olla.
2. Mezcle la pimienta, la sal, la maicena, el ajo, la salsa Worcestershire, la pasta de tomate, la miel, el vinagre y el caldo. Verter en la olla.
3. Ajuste a fuego bajo durante 8 horas hasta que las zanahorias y las papas se ablanden.

Sopa de Pollo con Tocino

Qué hay dentro:

- ☒ 1 cucharadita de tomillo
- ☒ 1 cucharadita de sal
- ☒ 1 libra de tocino cocido y desmenuzado
- ☒ 1 taza de crema espesa
- ☒ 8 onzas de queso crema
- ☒ 1 libra de pechugas de pollo
- ☒ 2 tazas de caldo de pollo
- ☒ 1 cucharadita de pimienta
- ☒ 4 cucharadas de mantequilla
- ☒ 1 cebolla dulce en rodajas finas
- ☒ 6 onzas de champiñones cremini en rodajas
- ☒ 2 costillas de apio en cubitos
- ☒ 1 puerro cortado y rebanado
- ☒ 1 cucharadita de ajo en polvo
- ☒ 1 chalota picada
- ☒ 4 dientes de ajo picados

Cómo se hace:

1. Ponga la olla de cocción lenta. Agregue pimienta, sal, 1 taza de caldo, 2 cucharadas de mantequilla, cebolla, champiñones, puerro, apio, chalota y ajo. Cubra y cocine 1 hora para ablandar las verduras.
2. Mientras las verduras se cocinan, dore las pechugas de pollo con la mantequilla restante.
3. Coloque el pollo a un lado y desglasar la sartén con el resto del caldo de pollo. Raspe los trozos de cocción y

agregue la mezcla de caldo desglasado a la olla de cocción lenta.

4. Agregue tomillo, ajo en polvo, queso crema y crema espesa a la olla. Revuelva bien para combinar.

5. Corte el pollo en cubos una vez enfriado y agréguelo a la olla. Agregue el tocino.

6. Ponga a cocinar a fuego lento durante 6-8 horas.

Estofado Irlandés

Qué hay dentro:

- ☒ 4 onzas de cerveza fuerte
- ☒ ¼ taza de harina
- ☒ 1 ½ taza de caldo de res
- ☒ 3 onzas de pasta de tomate
- ☒ ½ cucharadita de sal
- ☒ 2 cucharaditas de mezcla de condimento de carne
- ☒ 1 diente de ajo
- ☒ ½ cebolla blanca
- ☒ ½ libra de zanahorias pequeñas
- ☒ 1 libra de papas blancas
- ☒ 1 ½ libras de paleta de cerdo deshuesada

Cómo se hace:

1. Corte las papas y la carne de cerdo en trozos pequeños y viértalas en la olla junto con las zanahorias.
2. Pelar y picar el ajo y la cebolla y colocarlos en la olla.
3. Espolvoree con condimentos y vierta el caldo de res.
4. Batir la harina y el agua hasta crear una pasta suave y verter en la olla.
5. Revuelva para incorporar. Luego vierta la cerveza.
6. Establecer a fuego lento por 8 horas

Sopa de Pollo Buffalo

Qué hay dentro:

- ¼ taza de cebolla verde picada
- ¼ taza de queso azul desmenuzado
- ½ taza de tiras de tortilla
- 4 tazas de caldo de pollo
- ¼ taza de aderezo de queso azul
- ¼ taza de salsa de cayena picante
- 1 libra de pechuga de pollo deshuesada y sin piel
- 3 tallos de apio en rodajas
- 3 zanahorias en rodajas
- 2 dientes de ajo picados
- ½ cebolla pelada / picada
- 1 cucharada de mantequilla

Cómo se hace:

1. Derrita la mantequilla en una sartén. Luego, saltee el apio, la cebolla, el ajo y las zanahorias hasta que estén suaves.
2. Vierta las verduras salteadas en la olla de cocción lenta junto con el caldo de pollo, el aderezo de queso azul, la salsa de cayena y la pechuga de pollo.
3. Ponga la olla de cocción lenta en ALTA y cocine durante 2 a 3 horas. O puede configurar la cocina a 2.4 a 5 horas a temperatura baja.
4. Retire el pollo y desmenúzalo. Coloque nuevamente en la olla.
5. Sirva cubierto con tiras de tortilla, cebollas verdes y queso azul desmenuzado.

Sopa De Taco De Pollo

Qué hay dentro:

- ☒ 1 lata de frijoles pintos
- ☒ 1 libra de pechugas de pollo deshuesadas y sin piel
- ☒ 3 cucharadas de condimento para taco
- ☒ 14.5 onzas de tomates cortados en cubitos
- ☒ 15 onzas de maíz
- ☒ 2 tazas de caldo de pollo bajo en sodio
- ☒ 1 taza de salsa suave para tacos
- ☒ 1 lata de frijoles negros

Cubierta Opcional:

- ☒ Chips de tortilla
- ☒ Cebolla verde
- ☒ Aguacate
- ☒ Queso rallado
- ☒ Crema agria
- ☒ Yogur griego
- ☒ Cilantro

Cómo se hace:

1. Vierta el caldo de pollo, el condimento para tacos, los tomates cortados en cubitos, el maíz, la salsa, el pinto y los frijoles negros en la olla. Incorporar bien.
2. Coloque el pollo en la olla para que todo el líquido cubra adecuadamente la carne.
3. Poner a calentar a baja temperatura durante 6 horas.

4. Saque el pollo. Triture o corte en trozos pequeños. Luego incorpore el pollo nuevamente a la sopa.

5. Sirva la sopa con los ingredientes deseados. ¡Y a Disfrutar!

Sopa de Enchilada de Chile Verde

Qué hay dentro:

- ☒ Sal y pimienta
- ☒ 8 onzas de queso crema ablandado
- ☒ 1 cucharadita de ajo en polvo
- ☒ 1 cucharadita de cebolla en polvo
- ☒ 1 cucharada de chile en polvo
- ☒ 2 cucharadas de comino
- ☒ ¾ taza de agua
- ☒ 4 onzas de chiles verdes cortados en cubitos
- ☒ 15 onzas de salsa
- ☒ 24 onzas de muslos o pechugas de pollo deshuesadas
- ☒ 32 onzas de caldo de pollo

Guarniciones Opcionales:

- ☒ Crema agria
- ☒ Aguacate
- ☒ Queso rallado

Cómo se hace:

1. Ponga el pollo en la base de la olla.

2. Mezcle el chile en polvo, el ajo en polvo, el comino, la cebolla en polvo, el agua, los chiles verdes, la salsa y el caldo juntos y luego vierta sobre el pollo.

3. Poner a calentar a fuego lento durante 7 horas

4. Saque el pollo y desmenúcelo con tenedores. Volcar de nuevo en la olla.

5. Agregue el queso crema y caliente media hora más.

6. Cubra con las guarniciones deseadas cuando sirva.

Sopa Cremosa de Pollo y Ñoquis

Qué hay dentro:

- Sal y pimienta
- 2 tazas de espinacas pequeñas
- 2/3 tazas de leche
- 1 ½ cucharada de harina
- 32 onzas de caldo de pollo
- ¾ - 1 libra de pollo asado picado
- 1 paquete de ñoquis
- ¼ cebolla amarilla picada
- 3 dientes de ajo picados
- 3 cucharadas de mantequilla

Cómo se hace:

1. Derrita la mantequilla y saltee la cebolla y el ajo juntos durante 60 segundos hasta que estén fragantes. Luego vierta el pollo, el caldo y los ñoquis. Caliente la mezcla hasta el punto de ebullición y caliente 3 minutos hasta que los ñoquis estén tiernos.
2. Mezclar la leche y la harina. Revuelva hasta que la mezcla llegue al punto de ebullición nuevamente.
3. Retire del fuego y agregue las hojas de espinaca. Con pimienta y sal, sazone para alcanzar el sabor deseado. ¡Y Sirva!

Chile de Pollo Blanco

Qué hay dentro:

- 2 cucharaditas de chile en polvo
- ½ taza de cilantro picado
- Jugo de ½ lima
- 14 onzas de leche de coco entera
- ¼ cucharadita de pimienta
- 1 cucharadita de sal
- 2 ½ cucharadita de comino
- 6 dientes de ajo picados
- 1 chile jalapeño cortado en cubitos
- 1 pimiento
- 4 tazas de caldo de pollo
- 1 cebolla picada
- 1 cucharada de aceite de aguacate
- 1 ½ libra de pechugas de pollo deshuesadas y sin piel
- 1 cucharadita de orégano

Cómo se hace:

1. Coloque las especias, el ajo, los pimientos y las cebollas en la base de su olla. Coloque el pollo sobre las verduras, asegurándose de que estén en una capa singular.
2. Agregue el caldo de pollo sobre las verduras y el pollo.
3. Ponga a calentar a fuego lento durante 7-8 horas hasta que el pollo se caliente por completo y las verduras estén tiernas.
4. Saque el pollo y desmenúcelo y luego vuélvalo a la olla. Poner a fuego alto. Vierta la leche de coco y caliente 10-15 minutos hasta que la sopa se caliente por completo.

5. Mezclar en cilantro y jugo de lima. Pruebe y sazone para lograr el sabor deseado. Servir con rodajas de limón y cilantro.

Estofado de Cordero Marroquí

Qué hay dentro:

- ☒ 15 onzas de garbanzos
- ☒ 2 ½ taza de caldo de res
- ☒ 6 tomates de pera a la mitad
- ☒ ½ cucharadita de jengibre
- ☒ 1 cucharadita de mezcla de especias marroquíes
- ☒ 1 ½ cucharadita de pimienta de Jamaica
- ☒ 1 hoja de laurel
- ☒ 1 canela
- ☒ ½ taza de albaricoques secos
- ☒ 3 dientes de ajo picados
- ☒ 2 ½ libras de pierna de cordero deshuesada
- ☒ 6 papas Yukon peladas / en cubos
- ☒ 3 zanahorias en cubos
- ☒ 1 cebolla amarilla picada
- ☒ Aceite de oliva

Cómo se hace:

1. En un horno holandés, caliente 2 cucharadas de aceite de oliva y saltee las papas, las zanahorias y las cebollas durante 4-5 minutos. Luego sazone con pimienta, sal y ajo. Establecer a un lado.

2. Dorar el cordero mientras se sazona con pimienta y sal. Coloque las verduras salteadas nuevamente en la olla con

cordero. Luego vierta la hoja de laurel, especias, canela y albaricoques secos, cubriendo bien. Agregue los tomates y el caldo y caliente hasta que hierva. Caliente 5 minutos.

3. Vierta todos los componentes en una olla y ponga a calentar a temperatura alta durante 3 horas y media.

4. Sirva con pan de pita, cuscús o arroz. ¡Y a Devorar!

Cosecha Estofado De Carne

Qué hay dentro:

- ☒ Sal y pimienta
- ☒ 1 cucharadita de condimento italiano
- ☒ 1 cucharada de vinagre balsámico
- ☒ 4 tazas de agua
- ☒ 1/3 tazas de harina de trigo integral
- ☒ Lata de 28 onzas de tomates cortados en cubitos
- ☒ 4 dientes de ajo picados
- ☒ 1 cebolla picada
- ☒ 3 tazas de papas Russet
- ☒ 3 costillas de apio en cubitos
- ☒ 2 tazas de zanahorias en rodajas
- ☒ 3 cucharadas de aceite de oliva
- ☒ 1 carne de res asada
- ☒ 2 cucharadas de perejil - picadas

Cómo se hace:

1. Corte el asado en trozos de ½ pulgada. Cortar las papas en cubitos en trozos de ½ pulgada.
2. Mezcle la harina con los cubos de carne. Saltee la carne de res 5-10 minutos hasta que se dore. Colocar en la olla de cocción lenta.
3. Coloque los condimentos, vinagre, agua, tomates, ajo, cebolla, papas, apio y zanahorias sobre la carne en la olla de cocción lenta. Incorporar bien.
4. Ajuste la olla de cocción lenta a baja para cocinar de 5 a 6 horas. Sazone con pimienta y sal según sea necesario.

Sopas de Mariscos

Gumbo de Camarones, Pollo y Salchichas a Fuego Lento

Qué hay dentro:

- ☒ 1 pimiento verde cortado en cubitos
- ☒ 1 1/3 tazas de arroz caliente
- ☒ 1 cucharadita de tomillo
- ☒ 1 cucharada de especias Cajún
- ☒ 2 tazas de caldo de pollo
- ☒ 3 cucharaditas ajo molido
- ☒ 28 onzas de tomates cortados en cubitos
- ☒ 3 tallos de apio en cubitos
- ☒ 1 pimiento picante de elección (habanera, gorro escocés, serrano, jalapeño, etc.)
- ☒ 1 libra de camarones crudos / sin cáscara
- ☒ 1 cucharadita de orégano
- ☒ Salchicha ahumada de 1 libra de su elección (salchicha de ajo, salchicha de granjero, kielbasa, etc.)
- ☒ 1 libra de pechuga de pollo
- ☒ 1 cebolla picada

Cómo se hace:

1. Coloque todos los componentes de la receta en una olla menos el arroz y los camarones.

2. Ponga a calentar a fuego lento durante 6-7 horas, asegurándose de revolver ocasionalmente.

3. En la última hora de cocción, salar ligeramente los camarones y verterlos en la olla. Durante los últimos 30

minutos, agregue el arroz y combine. Caliente hasta que el arroz se caliente por completo.

4. Servir con pan crujiente. ¡Y a Disfrutar!

Sopa Cremosa de Mariscos

Qué hay dentro:

- ¼ cucharadita de condimento Old Bay
- ½ libra de mariscos cocidos de su elección (cangrejo, cola de langosta, camarones, etc.)
- ½ taza de leche
- ¾ cucharadita de sal
- 1 papa picada
- 1 cuarto de caldo de mariscos
- 2 cucharadas de harina para todo uso
- 2 dientes de ajo picados
- 1 tallo de apio picado
- 1 cebolla picada
- 1/8 cucharadita pimienta de cayena
- 2 zanahorias picadas
- 2 cucharadas de aceite de oliva virgen extra
- ½ cucharadita de pimienta

Cómo se hace:

1. Calentar el aceite y mezclar en el apio, la cebolla y la zanahoria, saltear 3 minutos. Luego agregue el ajo y saltee otros 60 segundos.
2. Vierta la harina sobre las verduras y revuelva. Aumente el calor y agregue el caldo de mariscos.

3. Aumente el fuego a alto y deje hervir. Agregue papas y condimentos. Disminuya el calor un poco. Cocine 8 minutos hasta que las papas estén tiernas.
4. Mezcle los mariscos, los 3 minutos restantes de cocción, junto con la leche.
5. Pruebe y sazone como lo desee.

Sopa de Mariscos de San Francisco

Qué hay dentro:

- 1 cucharada de perejil
- 1 libra de Mejillones
- ½ libra de camarones crudos
- ½ libra de vieiras crudas
- ¼ cucharadita de pimienta
- ½ taza de apio cortado en cubitos
- 1 hoja de laurel
- ½ taza de pimiento rojo cortado en cubitos
- 1 cucharada de jugo de limón
- 2 tazas de agua
- ½ taza de vino tinto
- 6 onzas de pasta de tomate
- ½ taza de tomates
- ½ cucharadita de sal
- 1 chile
- ½ taza de zanahorias picadas
- ½ taza de puerros cortados en cubitos
- 2 cucharadas de ajo picado
- 1 taza de cebolla picada
- ½ cucharadita de tomillo
- 1 cucharada de aceite de oliva

Cómo se hace:

1. Caliente el aceite en una olla. Cocine el ajo y la cebolla por 5 minutos.
2. Agregue ají, zanahorias, pimiento, apio y puerros. Cocine otros 5 minutos. Agregue los tomates y cocine 3 minutos.
3. Luego agregue los ingredientes restantes. Cocine a fuego lento por 25 minutos.

Bisque cremoso de mariscos con tomate

Qué hay dentro:

- 2 cucharadas de harina
- 2 libras de camarones
- 2 cucharaditas de Jerez
- 8 onzas de queso crema
- 2 tallos de apio picado
- Lata de 28 onzas de tomates cortados en cubitos
- 2 cucharaditas de orégano
- 1 hoja de laurel
- 1 diente de ajo picado
- 1 zanahoria picada
- 6 tazas de caldo de pollo
- 1 cebolla picada
- 5 cucharadas de mantequilla

Cómo se hace:

1. Caliente la mantequilla y agregue la hoja de laurel y las verduras. Cocine 10 minutos hasta que estén tiernos.
2. Luego agregue la harina y revuelva 1-2 minutos.
3. Vierta el caldo y agregue el orégano y los tomates. Caliente hasta que hierva, disminuya el fuego y cocine a fuego lento por media hora.
4. Agregue el queso crema y el jerez, cocinando por 10 minutos.
5. Deseche la hoja de laurel. Haga puré con una licuadora de emulsión.
6. Vuelva a colocar en la estufa y agregue los camarones. Cocine a fuego lento hasta que los mariscos estén cocidos.
7. Sazone para lograr el sabor deseado.

Estofado de Marisco Toscano

Qué hay dentro:

- ☒ 2 cucharadas de jugo de limón
- ☒ ¼ de libra de Vieiras
- ☒ ½ libra de camarones
- ☒ 1 libra de pescado
- ☒ 1 libra de Almejas
- ☒ ¾ cucharadita de sal
- ☒ 1 taza de caldo de pescado
- ☒ Lata de 14 onzas de tomates picados
- ☒ 1 taza de vino blanco
- ☒ 1 cucharada de pasta de tomate
- ☒ 1 cucharada de aceite de oliva
- ☒ ½ cucharadita de hojuelas de pimiento rojo
- ☒ 5 dientes de ajo picados
- ☒ 1 cebolla picada

Cómo se hace:

1. Coloque las hojuelas de pimienta, el perejil, el ajo y la cebolla en el procesador de alimentos y pulse hasta picarlos.
2. Caliente el aceite y agregue la mezcla picada. Luego agregue la pasta de tomate y cocine 1 minuto.
3. Vierta en vino, raspando trozos del fondo. Llevar a ebullición y cocine a fuego lento hasta que el vino se evapore.
4. Agregue los tomates, la sal y el caldo. Cubra y deje hervir a fuego lento 10 minutos.
5. Coloque las almejas y cocine por 5 minutos.
6. Agregue el pescado, cocine por 5 minutos.

7. Agregue los camarones y las vieiras y cocine 5 minutos.
8. Mezclar en jugo de limón.

Sopa de Almejas de Nueva Inglaterra

Qué hay dentro:

- ☒ 2 latas de 10 onzas de almejas picadas
- ☒ 3 cucharadas de mantequilla
- ☒ 3 tazas de leche
- ☒ 1 ½ cucharadita de sal
- ☒ 4 tazas de papas peladas y en cubos
- ☒ 1 ½ taza de agua
- ☒ 4 rebanadas de tocino cortado en cubitos
- ☒ 1 ½ taza de cebolla picada

Cómo se hace:

1. Corte en dados el tocino y agréguelo a una olla, cocinando hasta que esté crujiente.
2. Agregue las cebollas a la olla con tocino y deje cocinar 5 minutos.
3. Revuelva las papas y el agua en la olla. Sazone con pimienta y sal.
4. Permita que la mezcla hierva. Cocine 15 minutos sin cubrir hasta que las papas estén tiernas.
5. Vierta la mantequilla y la leche adentro de la olla.
6. Escurra las almejas y reserve un poco del líquido de la almeja, mezclándolo con la sopa. Cocine 5 minutos hasta que se caliente por completo.

Sopa de Camarones Cajún

Qué hay dentro:

- ¾ de una libra de camarones (pelados / desvenados)
- ½ taza de arroz blanco crudo de grano largo
- Salsa picante
- ½ cucharadita de sal
- 1 hoja de laurel
- ¼ cucharadita de hojuelas de pimiento rojo
- ¼ cucharadita de albahaca seca ¼ cucharadita de tomillo seco
- 8 onzas de jugo de almejas
- 3 tazas de cóctel de jugo de tomate y vegetales
- 1 diente de ajo picado
- ¼ taza de cebolla verde en rodajas
- ½ taza de pimiento verde picado
- 1 cucharada de mantequilla

Cómo se hace:

1. Derrita la mantequilla en una olla y saltee el ajo, la cebolla y el pimiento. Luego mezcle en agua, jugo de almejas y jugo de vegetales.
2. Sazone la mezcla con sal, laurel, hojuelas de pimiento rojo, albahaca y tomillo.
3. Lleve la mezcla a ebullición y mezcle el arroz. Disminuya el fuego y cubra, cocinando 15 minutos hasta que el arroz se ablande.
4. Agregue los camarones y cocine otros 5 minutos hasta que los camarones tengan un color opaco.
5. Deseche el laurel y sazone con salsa picante.

Sopa de Cangrejo de Maryland

Qué hay dentro:

- 1 galón de agua
- 10 garras de cangrejo azul al vapor
- 1 libra de carne de cangrejo azul
- 2 tazas de caldo de res
- 2 cucharadas de condimento Old Bay
- 2 cucharadas de cebolla picada
- 1 taza de zanahorias en rodajas
- 1 taza de granos de elote congelados
- 1 taza de frijoles
- 3 tazas de agua
- 2 latas de 14.5 onzas de tomates guisados

Cómo se hace:

1. Ponga el caldo de res, el condimento Old Bay, las cebollas, las zanahorias en rodajas, el maíz, las habas, el agua y los tomates en la olla. Calentar a fuego lento, tapar y cocinar 5 minutos.
2. Hervir el galón de agua y agregar las garras de cangrejo. Hervir 6 minutos. Escurra el cangrejo y póngalo a un lado.
3. Mezcle la carne de cangrejo con la mezcla de vegetales y tomate. Cubra y cocine a fuego lento de 10 a 15 minutos y sirva caliente.

Sopas Heladas

Sopa Fría de Eneldo y Pepino

Qué hay dentro:

- 1 diente de ajo picado
- 1-3 cucharaditas eneldo picado
- Zumo de 1 lima
- ¼ cucharadita de comino
- 2 pepinos pelados / en rodajas
- 1 chalota picada
- 2 tazas de yogurt griego

Cómo se hace:

1. Agregue todos los ingredientes a la licuadora.
2. Haga puré por 1 minuto hasta que quede suave.
3. Ajuste los condimentos según sea necesario.
4. Enfríe al menos 1 hora antes de comer.

Sopa Refrigerada de Maíz Dulce

Qué hay dentro:

- ☒ 2 cucharadas de sal
- ☒ 3-4 ramitas de cilantro
- ☒ 1 jalapeño sin semillas / en rodajas
- ☒ 1 taza de cebolla picada
- ☒ 2 tomates cereza amarillos a la mitad
- ☒ 2 pimientos amarillos picados
- ☒ 5 mazorcas de granos de elote frescos

Cómo se hace:

1. Mezcle todos los ingredientes con sal y deje reposar 1 hora.
2. Coloque la mezcla en una licuadora, haciendo puré hasta que quede suave.
3. Ajuste los condimentos según sea necesario y rocíe con aceite de oliva.

Sopa de Calabacín al Curry

Qué hay dentro:

- ☒ 2 cucharadas de cilantro
- ☒ 1 taza de crema agria
- ☒ 4 tazas de caldo de verduras
- ☒ 2 libras de calabacín
- ☒ 2 cucharaditas polvo de curry
- ☒ 1 diente de ajo picado
- ☒ 1 cebolla picada
- ☒ 2 cucharadas de aceite de oliva

Cómo se hace:

1. Caliente el aceite y saltee la cebolla durante 6-8 minutos. Luego agregue el curry en polvo y el ajo, cocinando 60 segundos.

2. Aumente el calor y agregue sal, caldo y calabacín. Cubra y cocine a fuego lento 20 minutos hasta que estén tiernos.

3. Haga puré la mezcla en pequeños lotes en una licuadora.

4. Enfríe al menos 2 horas.

5. Batir la pimienta, la sal y la crema agria justo antes de servir. Decorar con cilantro.

Sopas a Base de Granos

Sopa de Gulash Baja en Carbohidratos

Qué hay dentro:

- 2 latas de tomates pequeños cortados en cubitos
- ½ cucharadita de pimentón picante
- 2 cucharadas de pimentón dulce
- 1 cebolla
- 4 tazas de caldo de res
- 1 pimiento rojo
- 2 cucharaditas + 1 cucharadita de aceite de oliva
- 1 ½ - 2 libras de carne molida magra
- 1 cucharada de ajo picado

Cómo se hace:

1. Presione SALTEAR en la olla instantánea. Caliente 2 cucharadas de aceite de oliva.
2. Cocine la carne molida en una olla. Cuando esté dorado, sáquelo y póngalo en un plato.
3. Cuando la carne se esté cocinando, corte la cebolla y el pimiento rojo en tiras cortas.
4. Vierta 1 cucharadita de aceite de oliva en la olla instantánea después de sacar la carne.
5. Vierta los pimientos y las cebollas, cocine de 3-4 minutos.
6. Agregue pimentón dulce y caliente junto con ajo, cocinando 2-3 minutos.
7. Vierta el caldo de res y los tomates cortados en cubitos, así como la carne molida cocida.

8. Cierre la tapa.

9. Presione SOPA y configure el temporizador por 15 minutos.

10. Permita que la presión se libere manualmente y luego realice una liberación rápida.

11. Servir con una cucharada de crema agria.

Sopa de Lasaña

Qué hay dentro:

- ☒ 5-6 hojas de albahaca
- ☒ 1 taza de queso mozzarella rallado
- ☒ 2 tazas de caldo de res
- ☒ 2 latas de 14.5 onzas de tomates asados al fuego
- ☒ ½ taza de crema batida espesa
- ☒ 1 taza de requesón
- ☒ 1 cucharadita de pimentón
- ☒ 2 cucharaditas de hojuelas de pimienta roja
- ☒ 1 cucharada de hierbas de mezcla italiana
- ☒ 1 cebolla dulce picada
- ☒ ½ taza de queso parmesano rallado
- ☒ 2 dientes de ajo cortados en cubitos
- ☒ 1 cucharada de condimento de salchicha italiana
- ☒ 2 libras de carne de cerdo molida
- ☒ 1 cucharadita de sal de ajo

Cómo se hace:

1. Vierta los condimentos, tomates, ajo, cebolla y carne en la olla. Configúrelo para cocinar a temperatura alta por 2 horas.
2. Desmenuce la carne.
3. Agregue el requesón a la licuadora hasta que esté licuado. Añadir a la sopa.
4. ¡Establezca el fuego bajo hasta que esté listo para comer!

Sopa de Cebada y Pavo

Qué hay dentro:

- ☒ 12 tazas de caldo de pavo
- ☒ 1 taza de cebada enjuagada
- ☒ 2 tazas de pavo desmenuzado calentado
- ☒ ¼ taza de perejil picado
- ☒ 2 tazas de zanahorias picadas
- ☒ 2 tazas de apio en rodajas
- ☒ 1 cebolla amarilla picada

Cómo se hace:

1. Combine el caldo de pavo, cebada, pavo, perejil, zanahorias, apio y cebolla dentro de su olla.
2. Ajuste el fuego a bajo para cocinar de 6 a 7 horas o ajuste a fuego alto para cocinar durante 4 horas.
3. Sirva mientras está caliente y espolvoree con perejil adicional.

Sopa de Frijoles Negros

Qué hay dentro:

- ½ cucharadita de pimienta de cayena
- 2 cucharaditas de chile en polvo
- 4 latas de 15 onzas de frijoles negros
- 4 tazas de caldo de verduras
- 1-2 chiles jalapeños
- 2 cucharaditas de comino
- 5 dientes de ajo picados
- 2 zanahorias picadas
- 2 pimientos rojos picados
- 1 cebolla picada
- 2 cucharaditas de sal

Cubierta Opcional:

- Queso rallado
- Crema agria
- Aguacates
- Chips de tortilla desmenuzados
- Cilantro

Cómo se hace:

1. Escurra los frijoles negros, la chuleta y los chiles jalapeños sin semillas.
2. Mezcle todos los ingredientes en su olla de cocción lenta.
3. Ajuste la olla de cocción lenta para cocinar de 6 a 8 horas a temperatura baja. O ajuste a temperatura alta para cocinar de 6 a 8 horas. La idea es que las verduras se ablanden.

4. Puede servirlo tal como está o verterlo en un procesador de alimentos para mezclar hasta alcanzar la consistencia deseada.
5. Cubra con los ingredientes deseados cuando sirva.

Sopa de Zanahoria y Lentejas con Especias

Qué hay dentro:

- ☒ 1 taza de leche
- ☒ ½ taza de caldo de verduras
- ☒ ¾ taza de lentejas rojas partidas
- ☒ 4 tazas de zanahorias lavadas / picadas
- ☒ 2 cucharadas de aceite de oliva
- ☒ Una pizca de hojuelas de chile
- ☒ 2 cucharaditas de semillas de comino

Cómo se hace:

1. Volcar todos los componentes de la receta en su olla de cocción lenta.
2. Coloque la olla para cocinar 5 horas a fuego lento hasta que las zanahorias se ablanden.
3. Con una licuadora de inmersión, mezcle la sopa hasta que esté cremosa y suave.

Sopa de Pollo y Arroz

Qué hay dentro:

- 9 tazas de caldo de pollo
- 3 tallos de apio picado
- 2 cucharadas de mantequilla
- 1 hoja de laurel
- ½ cucharadita de salvia
- ½ cucharadita de romero
- 2 cucharaditas de perejil
- 3 cucharaditas de sal
- Pimienta
- 3 dientes de ajo picados
- 3 zanahorias picadas
- 1 taza de arroz integral
- 3 pechugas de pollo (cortadas por la mitad y sin grasa)
- 1 cebolla picada

Cómo se hace:

1. Vierta todos los componentes de la receta en su cocina, menos el arroz.
2. Poner a fuego bajo durante 4 horas. Agregue arroz a la mitad del ciclo de calentamiento.
3. Media hora antes de prepararse para servir, saque el pollo y desmenuce. Coloque el pollo nuevamente a fuego lento y caliente 30 minutos.

Sopa de Fideos y Pollo, Cocinada a Fuego Lento

Qué hay dentro:

- 1 cucharada de jugo de limón
- ¼ taza de perejil picado
- 2 tazas de fideos de huevo sin calentar
- 3 cucharadas de aceite de oliva virgen extra
- Sal y pimienta
- 2 hojas de laurel
- ¼ cucharadita de semilla de apio triturada
- ½ cucharadita de salvia
- ½ cucharadita de romero
- ¾ cucharadita tomillo
- 1 taza de agua
- 6 tazas de caldo de pollo
- 3-5 dientes de ajo picados
- 1 cebolla amarilla picada
- 5 zanahorias picadas
- 1 ½ libra de muslos o pechugas de pollo deshuesadas y sin piel
- 4 tallos de apio picado

Cómo se hace:

1. Coloque el ajo, el apio, la cebolla, las zanahorias y el pollo en la olla. Luego agregue hojas de laurel, semillas de apio, romero, tomillo, agua, caldo y aceite de oliva. Sazone con pimienta y sal.
2. Ponga a calentar a temperatura baja durante 6-7 horas.

3. Saque el pollo y déjelo reposar 10 minutos. Corte el pollo en trozos pequeños. Coloque los fideos de perejil y huevo en la olla y caliente 10 minutos más.

4. Mezcle el jugo de limón y regrese el pollo a la olla. Revuelva para combinar.

5. Sirva cubierto con queso parmesano y galletas saladas.

Sopa de Salchichas, Espinacas y Frijoles Blancos

Qué hay dentro:

- ☒ 3 tazas de hojas de espinacas pequeñas
- ☒ Sal y Pimienta
- ☒ 4 tazas de caldo de pollo
- ☒ 2 hojas de laurel
- ☒ ½ cucharadita de orégano
- ☒ 2 latas de 15 onzas de frijoles grandes del norte
- ☒ 2 tallos de apio en cubitos
- ☒ 3 zanahorias picadas
- ☒ 1 cebolla picada
- ☒ 3 dientes de ajo picados
- ☒ 1 paquete de salchicha andouille
- ☒ 1 cucharada de aceite de oliva

Cómo se hace:

1. Calentar el aceite de oliva. Corte en rodajas finas la salchicha y agregue a la sartén, cocinando 3-4 minutos hasta que estén doradas.
2. Vierta las hojas de laurel, el orégano, los frijoles, el apio, las zanahorias, las cebollas, el ajo y las salchichas en la olla de cocción lenta. Mezclar en 2 tazas de agua junto con el caldo de pollo. Sazone con pimienta y sal.
3. Ajuste el temporizador en la olla para cocinar durante 7 horas a temperatura baja o de 3 a 4 horas a temperatura alta.
4. Agregue las espinacas hasta que se marchiten.

Sopa de Grano Picante

Qué hay dentro:

- ½ taza de semillas de calabaza asadas saladas
- 1 chirivía picada en cubitos
- 1 calabacín cortado en cubitos
- 1 zanahoria picada en cubitos
- Lata de 15 onzas de frijoles negros
- ½ libra de champiñones
- 1 cucharadita de pimienta de Jamaica
- 6 ramitas de cilantro
- 1 ½ taza de tomates cortados en cubitos
- 2 cuartos de caldo de verduras
- 2 dientes de ajo a la mitad
- 1 cebolla en rodajas
- 3 chiles secos
- 1 cucharada de aceite de oliva
- ½ taza de bulgur
- ½ taza de arroz integral de grano corto
- Agua
- ½ taza de cebada perlada

Cómo se hace:

1. Vierta la cebada en 4 tazas de agua y caliéntela hasta que hierva. Cocine a fuego lento 35 minutos hasta que estén tiernos. Escurrir y volver a la sartén.

2. Vierte el arroz en 2 tazas de agua y caliéntelo hasta que hierva. Cocine a fuego lento 35 minutos hasta que estén tiernos y drene. Añadir a la cebada cocida.

3. Vierta el bulgur en 1 taza de agua caliente. Deje reposar 10 minutos hasta que el bulgur absorba el líquido.

4. Calentar el aceite de oliva. Agregue ajo, cebolla y chiles al aceite y dore 5 minutos. Luego agregue la pimienta de Jamaica, el cilantro, los tomates y el caldo, condimentando con pimienta y sal.

5. Caliente hasta que hierva y deje hervir 45 minutos.

6. Dejar enfriar un poco antes de hacer puré. Regresar a la sartén.

7. Agregue chirivía, calabacín, zanahoria, frijoles negros y champiñones. Llevar a ebullición y cocine a fuego lento 20 minutos. Luego agregue bulgur, arroz y cebada.

8. Sazone con pimienta y sal.

9. Sirva en tazones y espolvoree con semillas de calabaza y cilantro.

Sopa de Vegetales y Granos

Qué hay dentro:

- ☒ 6 tazas de caldo de verduras
- ☒ 2 dientes de ajo picados
- ☒ 1 cucharada de aceite de oliva virgen extra
- ☒ 10 onzas de verduras de su elección (acelgas, col rizada, bok choy, espinacas, etc.)
- ☒ 2 cucharaditas sal marina
- ☒ 1 taza de granos enteros de su elección (arroz integral, bayas de trigo, espelta, farro, cebada, etc.)

Cómo se hace:

1. Enjuague el grano elegido y vierta en la olla con sal marina y suficiente agua para cubrir. Caliente hasta que hierva y deje hervir a fuego lento hasta que esté tierno.

2. Cortar los tallos y dejarlos verdes y picarlos finamente.

3. Caliente el aceite en una olla y agregue tallos verdes. Cocine 5 minutos hasta que se ablanden.

4. Agregue el ajo y revuelva bien. Luego agregue el caldo de verduras y cocine hasta que la mezcla esté casi hirviendo. Agregue las verduras y combine bien, cocinando 1-2 minutos hasta que se marchiten.

5. Sazonar con pimienta y sal.

6. Sirva en tazones para sopa.

Conclusión

Quiero felicitarle por llegar al final de *El Libro de Cocina Completo para Preparar Sopa.*

Como ha leído, ¡hay recetas de sopas que pueden satisfacer sus necesidades diarias durante todo el día! Ya sea que le apetezca algo abundante, frío, mariscos o algo de lujo, hay una receta de sopa en este libro para satisfacer sus deseos y satisfacer sus papilas gustativas, ¡mientras que ahorra tiempo!

Espero que, sean cuales sean sus objetivos en lo que respecta a su salud, encuentre útil este libro de recetas de sopas mientras aprende lo importante que es recuperar el tiempo perdido y remasterizar un estilo de vida más saludable.

¿El siguiente paso? ¡Pruebe algunas de las recetas de sopa que le llamaron la atención! ¡No hay razón para esperar, comience hoy mismo!

Lightning Source UK Ltd.
Milton Keynes UK
UKHW021506301020
372512UK00009B/2006